DES

POLYPES PAPILLOMATEUX

DU VOILE DU PALAIS

PAR

Antoine COURTADE

Docteur en médecine de la Faculté de Paris,
Ancien interne en médecine et en chirurgie des hôpitaux de Paris.
(Hôtel-Dieu, Lourcine (accouchements), Saint-Louis, Cochin),
Médaille de bronze de l'Assistance publique (internat).

PARIS
G. STEINHEIL, LIBRAIRE-ÉDITEUR
SUCCESSEUR DE H. LAUWEREYNS
2, RUE CASIMIR-DELAVIGNE, 2

1885

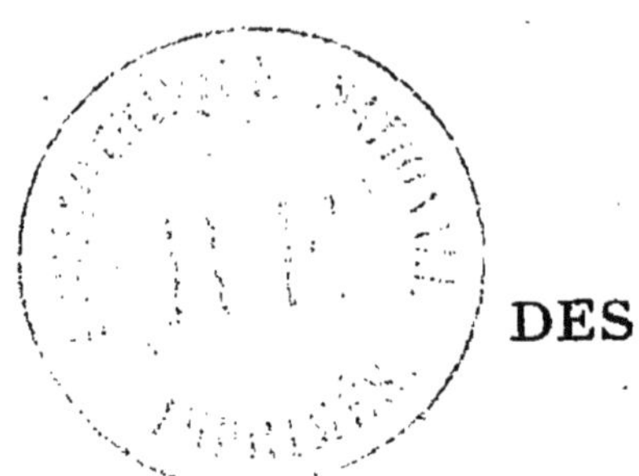

DES

POLYPES PAPILLOMATEUX

DU VOILE DU PALAIS

DU MÊME AUTEUR :

Spasme de l'œsophage, consécutif à un traumatisme. (Union méd., 1882.)

Deux cas d'anévrysme. (Gaz. hebdom., 1883.)

De l'iodure de thallium dans la syphilis. (Gaz. méd., 1883.) En collaboration avec M. Pozzi, chirurgien des hôpitaux.

Lipome douloureux de la partie interne du genou. (Union méd., 1883.)

Synchysis étincelant et syphilis. (Union méd., 1885.)

Traitement de l'hygroma par les lavages antiseptiques. (Bull. thérap., 1885.)

De la cocaïne. (Bull. thérap., 1885.)

De l'épithélioma du sein chez l'homme. (Union méd., 1885.)

Du favu sde la peau. — Anatomie pathologique. (Union méd., 1885.)

DES

POLYPES PAPILLOMATEUX

DU VOILE DU PALAIS

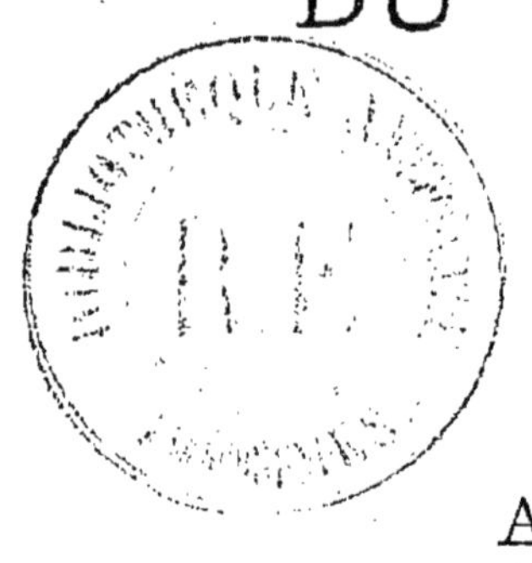

PAR

Antoine COURTADE

Docteur en médecine de la Faculté de Paris,
Ancien interne en médecine et en chirurgie des hôpitaux de Paris.
(Hôtel-Dieu, Lourcine (accouchements), Saint-Louis, Cochin),
Médaille de bronze de l'Assistance publique (internat).

PARIS

G. STEINHEIL, LIBRAIRE-ÉDITEUR

SUCCESSEUR DE H. LAUWEREYNS

2, RUE CASIMIR-DELAVIGNE, 2

1885

DES POLYPES PAPILLOMATEUX

DU VOILE DU PALAIS

INTRODUCTION

Le hasard jeta l'an dernier sur notre route un malade porteur d'une tumeur polypeuse du voile du palais.

La rareté de cette affection nous engagea à étudier la question, très incomplètement traitée, car, à part quelques observations éparses çà et là dans les recueils scientifiques, il n'est point fait d'étude spéciale de ces papillomes pédiculés dans les traités généraux et spéciaux de chirurgie.

Grâce à MM. Poyet et Baratoux, nous pouvons présenter plusieurs observations personnelles et inédites ; aussi les remerciements que nous leur adressons ne sont-ils que de bien faibles témoignages de gratitude.

Nous avons pu faire ainsi l'examen histologique de toutes les tumeurs dont nous avons pris les observations, ce qui nous permet de consacrer un chapitre à l'anatomie pathologique de ces néoplasmes.

On nous accusera peut-être de compliquer le vocabulaire médical parce que nous désignons sous le nom de polypes papillomateux ces productions muqueuses pourvues d'un pédicule, mais on nous excusera en faveur de l'exactitude du terme qui dépeint le mieux l'objet auquel il s'adresse ; il ne peut y avoir confusion avec d'autres polypes de la même région dont la tumeur proprement dite est d'origine glandulaire au lieu de naître du voile du palais.

On nous objectera encore que le papillome n'est pas forcément pédiculé ; à cela nous répondrons que les tumeurs observées par nous l'étaient toutes ; de plus, nous n'avons trouvé dans la science qu'un seul cas où le papillome n'était pas pédiculé, et encore le malade était tuberculeux, syphilitique, ce qui complique singulièrement l'observation.

En général l'affection se présente avec les mêmes caractères physiques, et si rares sont les cas qui s'en éloignent, que nous ne croyons pas devoir établir une division en variétés.

Dans le chapitre 1er, nous rapporterons les observations personnelles ou inédites sur lesquelles nous nous sommes basé pour faire l'étude des polypes papillomateux.

Dans le chapitre II, nous traiterons de l'étiologie.

Dans le chapitre III, de leur symptomatologie.

Dans le chapitre IV, de l'anatomie pathologique de ces tumeurs.

Dans le chapitre V, nous réunirons les observations

que nous avons rencontrées dans les recueils scientifiques.

Que nos maîtres dans les hôpitaux, MM. Potain, Reclus, Pozzi, Richelot, Verneuil, Felizet, Dujardin-Beaumetz veuillent bien accepter nos remerciements comme témoignage de gratitude pour leurs savantes leçons et pour la bienveillance avec laquelle ils nous ont accueilli.

A notre excellent et vénéré maître, M. Richet, nous sommes doublement reconnaissant, et du précieux enseignement qu'il nous a donné, et de l'honneur qu'il nous fait en acceptant la présidence de notre thèse.

Il nous est agréable d'ajouter que MM. Poyet et Baratoux ont la plus large part dans le mérite de ce travail, puisqu'ils nous ont fourni la plupart des observations.

Notre excellent collègue et ami Hischmann et M. Wenstein ont bien voulu nous traduire des ouvrages allemands ; nous les en remercions vivement.

CHAPITRE PREMIER

« On trouve dans le pharynx différentes sortes de tumeurs bénignes. J'ai eu pour ma part à traiter bon nombre de cas de papillome d'un volume variant entre un pois et une petite graine de raisin ; ils étaient situés ur les piliers, sur les amygdales ou la paroi postérieure u pharynx.

Luschka, Sommerbrodt et d'autres auteurs ont cité les cas de papillomes pharyngiens. » (Morell-Mackensie.)

Ce sont ces polypes papillomateux que nous avons en ue.

Voici l'observation du premier malade que nous avons encontré :

Observation I. (Personnelle.)

M. X..., 20 ans, se présente à la consultation de Saint-Louis our se faire enlever « un morceau de chair » qui le gêne.

En lui faisant ouvrir largement la bouche, on aperçoit dans angle formé par la luette et le bord libre du voile du palais ne tumeur de 1 centimètre environ de diamètre et fixée dans e point par un pédicule assez grêle dont la longueur atteint à 8 millimètres.

Le malade dit ne s'être aperçu de la présence de la tumeur uccale que depuis trois à quatre jours. Son attention a été atrée de ce côté par la gêne qu'il a éprouvée subitement, gêne ccasionnée par la nécessité de faire fréquemment un mouvement de déglutition à cause du chatouillement qu'il ressentait la base de la langue.

Il n'éprouve d'ailleurs aucune douleur spontanée ou provoquée; la déglutition s'accomplit sans difficulté et la voix n'est point modifiée depuis l'apparition soudaine de la tumeur. Somme toute, n'était la sensation de corps étranger qui le gêne, il est très bien portant.

Il vient trois jours après pour se faire enlever le polype. L'opération se fait sans difficulté et n'est point suivie d'hémorrhagie; le malade prié de revenir quelque temps après ne reparut plus.

Nous exposons immédiatement les observations qui nous sont personnelles et celles qui sont inédites.

OBSERVATION II. (Personnelle.)

Mallet, 33 ans, employé, se présente chez M. Poyet pour une affection du pharynx.

Comme il portait un polype du voile du palais, M. Poyet fit l'ablation et eut l'extrême obligeance de nous envoyer tumeur en nous adressant le malade dont voici l'observation :

Il ne présente rien de particulier dans ses antécédents héréditaires qui puisse nous intéresser.

Lui-même n'a jamais fait de maladie sérieuse. Il a perdu ses cheveux à 18 ans, à la suite d'un refroidissement (?). Il n'est point sujet aux migraines et n'a pas eu de rhumatisme.

Il est très sujet aux rhumes de cerveau, mais ceux-ci durent peu ; quelquefois il survient consécutivement un peu de trachéo-bronchite.

Bien qu'il n'ait jamais eu d'accidents nerveux bien caractérisés, il est néanmoins très excitable, névrophate comme son père.

En 1884, il a eu de la dyspepsie pendant plusieurs semaines.

En rentrant chez lui, le 3 octobre, il a éprouvé dans la gorge une douleur qu'il compare à une constriction, à un étranglement. Un médecin appelé à trois heures du matin diagnostiqua une laryngite et prescrivit du chlorate de potasse qui ne procura aucune amélioration.

L'émotion que lui causa cette indisposition subite le rendit malade pendant une semaine.

A la fin d'octobre, M. Poyet put constater sur l'arc du voile du palais, à 1 centimètre environ de la luette, une petite tumeur pédiculée qu'il enleva avec des ciseaux.

Cette tumeur, qui avait 10 millimètres de long sur 8 millimètres de large, a la forme d'une lentille dont une des faces au lieu d'être plate serait bombée. Son épaisseur est d'environ 5 millimètres.

La surface est rugueuse, hérissée de papilles comme la muqueuse linguale ; ces papilles, dont les unes sont presque hémisphériques, atteignent presque, chez quelques-unes, la longueur de 1 millimètre.

Les symptômes auxquels donnait lieu la tumeur diminuent rapidement après l'opération.

Les mouvements de déglutition incessants provoqués par le chatouillement de la langue ont disparu ; la sécrétion nasale, abondante avant, diminue à partir de ce moment.

La déglutition des aliments et la voix restent toujours normales.

Le 15 décembre, le malade nous apprend qu'il éprouve bien encore de temps en temps une sensation qui l'oblige à faire : hem, mais il n'a point de douleurs.

L'examen du pharynx permet de constater qu'il n'existe plus trace de la tumeur, mais une inflammation légère de la muqueuse.

Le larynx est normal.

Le voile du palais, qui est très abaissé chez ce malade, nous empêche de procéder à l'exploration de l'arrière-cavité des fosses nasales.

Observation III. (Personnelle.)

Lecomte, 25 ans, cultivateur, se présente le 30 avril à la clinique de M. Baratoux pour sa surdité.

M. Baratoux trouve un polype du voile du palais qu'il enlève.

Voici l'observation que nous avons prise :

Lecomte n'a point d'antécédents héréditaires dignes d'être signalés.

Il n'a jamais fait de maladies sérieuses ; il se rappelle cependant que, jeune, il était très exposé aux rhumes de cerveau mais que ceux-ci sont beaucoup moins fréquents depuis quelques années.

Il y a six ans, on lui a fait remarquer qu'il n'entendait pas aussi bien qu'autrefois ; néanmoins, il a fait son service dans les chasseurs à pied où il jouait de la basse, ce qui ne nécessite pas une acuité auditive remarquable.

L'ouïe a encore diminué d'acuité pendant son service militaire, et c'est pour cela qu'il est venu consulter M. Baratoux.

C'est en procédant aux explorations du pharynx que M. Baratoux a découvert le polype papillomateux.

Le polype est implanté un peu au-dessus de la base de la luette sur le prolongement de l'angle de droite et à 3 à 4 millimètres en avant de lui, par un pédicule grêle de presque 1/2 centimètre de long : la tumeur, du volume d'une lentille ordinaire est aplatie sur ses faces ; elle est hérissée, rugueuse comme les autres tumeurs que nous avons vues.

Le malade n'avait jamais éprouvé la moindre sensation du côté de la bouche, et il a été fort surpris quand on lui a montré la tumeur qu'on venait de lui enlever.

L'examen de la muqueuse naso-pharyngienne révèle une inflammation chronique de cette membrane qui oblige le malade à expectorer quelques crachats transparents et perlés par hemmage le matin.

Cet état dure depuis plusieurs années.

Il existe probablement une inflammation ancienne de la trompe d'Eustache qui explique sa dysécie; la membrane du tympan est un peu sclérosée surtout à droite, et derrière le manche du marteau.

Du côté du larynx on observe une rougeur anormale de l'épiglotte et des bandes ventriculaires; les cordes vocales sont saines.

Cinq jours après l'ablation de la tumeur on trouve encore une petite saillie qui représente le moignon du pédicule; autour de celui-ci la muqueuse est normale.

Observation IV. (Personnelle.)

M. Poyet eut à soigner un malade de 50 ans, porteur d'une production polypeuse d'une corde vocale inférieure qui fut enlevée le 23 mai 1885.

En faisant l'exploration de la gorge il aperçut, accolé au bord droit de la luette, un long filament sans renflement à l'extrémité.

M. Poyet voulut bien me donner rendez-vous pour enlever ce polype du voile du palais, le 26 mai. En cherchant autour de la luette le polype entrevu quelques jours avant, on en trouva un second, semblable au précédent, et qui lui était absolument symétrique.

Ces deux polypes rencontrés par hasard étaient placés de

chaque côté de la luette et accolés entièrement à celle-ci ; leur ablation avec les ciseaux fut facile et peu douloureuse ; il s'écoula seulement quelques gouttes de sang.

Les tumeurs étaient cylindriques, longues de 10 à 12 millimètres et épaisses d'environ 1 millimètre. Elles ne présentaient point de renflements à leur extrémité et n'étaient par conséquent point des papillomes pédiculés, mais représentaient peut-être la première période de ceux-ci.

Leur structure était semblable aux pédicules des papillomes pédiculés.

Observation V. (Inédite.)

(Communiquée par M. Baratoux.)

F... (Victor), 32 ans, typographe, se présente à la clinique de M. Baratoux en août 1884.

Le malade se plaint d'une toux fréquente depuis huit jours, qui cesse lorsque le malade est couché sur le dos.

Il croit avoir avalé une arête qu'il sent du côté du pharynx.

A l'examen de la région, on constate les particularités suivantes : rougeur du pharynx avec quelques granulations disséminées sur la paroi postérieure au niveau de la portion buccale.

Congestion de l'épiglotte, principalement dans la moitié droite de sa face antérieure.

Sur le pilier antérieur gauche, on trouve une végétation rouge, arrondie sur ses bords et aplatie sur ses faces comme une lentille.

Le pédicule est assez large.

Ablation avec l'anse galvano-caustique.

Observation VI. (Inédite.)

(Communiquée par M. Baratoux.)

L..., 40 ans, ancien officier, vient consulter M. Baratoux en décembre 1884.

Il se plaint d'un mal de gorge qui dure depuis cinq ou six mois, mais qui est plus prononcé depuis trois à quatre mois.

Il respire difficilement par le nez.

Le matin, la bouche est pâteuse, mauvaise, il crache avec difficulté.

A l'examen du pharynx on constate l'existence d'une tumeur ovalaire de 8 à 9 millimètres de long sur 4 à 5 millimètres de large, fixée par un pédicule très grêle de 5 à 6 millimètres, un peu à gauche de la pointe de la luette.

Il existe une dilatation vasculaire et une hypertrohie glandulaire de la muqueuse pharyngée.

Hypertrophie des cornets inférieurs.

L'ablation de la tumeur se fait sans douleur avec des ciseaux à luette après un badigeonnage avec une solution de cocaïne.

Il se produit un léger écoulement de sang qui est facilement arrêté par un badigeonnage avec une solution de chlorure de zinc au 20e.

En janvier, M. P... ne se plaint plus de toux et respire facilement, grâce à un traitement spécial adressé au catarrhe naso-pharyngien.

Observation VII.

(Communiquée par M. Baratoux.)

Mme Prieur, âgée de 41 ans, se présente le 16 juin à la clinique de M. Baratoux.

Voici ses antécédents : Il y a 20 ans, elle a craché le sang à plusieurs reprises; depuis, elle a continué à tousser sans pour cela cesser son travail.

Il y a deux mois et demi : apparition d'une douleur aiguë dans la gorge, surtout pendant la déglutition.

En même temps apparaît un écoulement nasal qui dura un à deux jours et qui fut remplacé par de la sécheresse de cette muqueuse. Lorsqu'elle se réveillait pendant la nuit, elle crachait des mucosités provenant du nez.

Il y a un mois, M. Poyet lui enleva un papillome papillomateux inséré à la base et sur la partie postéro-latérale gauche de la luette.

[Il eut l'obligeance de nous remettre ce polype qui était volumineux ; il atteignait plus de 1 centimètre pour la tumeur proment dite.] (A. Courtade.)

L'écoulement de sang causé par la section du pédicule fut, paraît-il, assez abondant.

Tous les symptômes du côté du nez avaient disparu, lorsqu'il y a trois jours la malade souffrait un peu de la narine, c'est ce qui l'a engagée à consulter M. Baratoux.

En examinant la bouche, on constata sur la langue, un peu à droite de la ligne médiane, l'existence d'un petit polype, qui venait irriter le bord libre de l'épiglotte et donnait à la malade une sensation d'un petit os arrêté dans la gorge.

Ce polype est enlevé le 16 juin.

CHAPITRE II

ÉTIOLOGIE.

Comme pour la plupart des autres tumeurs, la cause ou la raison d'être des polypes papillomateux nous est inconnue. Sans doute on peut saisir les circonstances dans lesquelles ils se développent généralement, mais nous ne connaissons point les causes déterminantes de leur production.

C'est une affection de l'âge adulte, car tous les malades dont nous rapportons les observations étaient âgés de 20 à 40 ans, sauf un qui avait 50 ans.

On ne rencontre point ces tumeurs chez les enfants.

Il semble que le sexe masculin soit plus exposé, car sur dix observations fournies par le hasard de la clinique on ne rencontre que deux femmes.

Maladies antérieures. — C'est dans l'étude des antécédents personnels que nous trouverons les causes prédisposantes les plus influentes.

Chez la plupart de nos malades, — 7 sur 10, — nous constatons des signes indubitables d'inflammation chronique de l'arrière-gorge, vascularisation anormale, saillie des glandules de la muqueuse pharyngée, hypersécrétion, rougeur, etc.

Cette inflammation chronique provoque une suractivité nutritive du côté de la muqueuse du voile du palais dont les papilles sont déjà volumineuses et devient ainsi une cause d'hypertrophie ; aussi, ces polypes sont plus fréquents chez l'adulte où l'angine est fréquente et chez les hommes qui, par l'usage du tabac et de l'alcool, entretiennent l'état pathologique de leur muqueuse pharyngée.

Il faut ajouter que les diathèses jouent aussi un rôl dans la pathogénie, ne fût-ce que pour développer l pharyngite chronique, qui est plus fréquente chez le herpétiques.

On objectera peut-êtreque si ces circonstances avaien une grande importance pour expliquer la production de polypes papillomateux on devrait les rencontrer bie plus fréquemment. Sans doute, mais l'existence d'un inflammation chronique de la muqueuse de l'arrière gorge ne suffit pas à elle seule pour donner naissance un papillome, pas plus qu'un écoulement vaginal n s'accompagne fatalement de végétations vulvaires, bie que ce soit le plus souvent une des principales causes

Il faut faire une large part à l'inconnu qui, malheureusement, en étiologie, tient une large place.

Nous signalerons chez deux malades la coexistenc des polypes sur d'autres parties que le voile du palais

Chez l'un, il existait, en même temps qu'un polype d chaque côté de la luette, un polype du larynx de natur sarcomateuse.

Chez une femme il existait sur la partie profonde d la langue un petit papillome pédiculé.

S'agit-il là d'une disposition spéciale de l'économie créer des produits pathologiques, ce que M. Verneuil appelé la diathèse néoplasique ? Il est possible, en tou cas la coexistence était intéressante à signaler.

CHAPITRE III.

SYMPTOMATOLOGIE.

L'évolution des papillomes pédiculés au point de vue symptomatologique peut se diviser en deux périodes; l'une, la première, est celle pendant laquelle la tumeur ne se révèle par aucun symptôme, la seconde période est celle où des troubles attirent l'attention du malade du côté de la gorge.

L'état latent de la tumeur peut exister pendant très longtemps, puisque celle-ci présente quelquefois un assez gros volume lorsqu'elle apparaît pour la première fois. Dans notre observation I, la tumeur avait 1 centimètre de long quand nous l'avons vue, c'est-à-dire trois jours après son apparition subite; or, pour acquérir de pareilles dimensions, elle avait dû mettre plusieurs semaines ou même plusieurs mois, et cependant elle n'avait réveillé aucun réflexe pendant ce laps de temps.

Cette première période d'état latent de la tumeur peut ne pas céder la place à la seconde période, comme cela se voit quelquefois.

Le malade qui fait le sujet de l'observation III ignorait la présence de quelque chose d'anormal dans la bouche, et grande a été sa surprise lorsque la tumeur lui a été montrée; il venait pour se faire examiner les oreilles et on lui montre un polype!

Il est possible que sans cette circonstance concomittante le polype eût révélé sa présence plus tard par quelque symptôme.

Comment peut-on expliquer une pareille anomalie?

Lorsque le polype est inséré sur la face supérieure du voile du palais, on peut admettre qu'il repose sur ce voile membraneux pendant une longue periode et que, tout à coup, sous l'influence d'une congestion intense qui a pour résultat d'augmenter son volume, il tombe et devienne apparent. Cette hypothèse explique son volume relativement assez considérable lorsqu'il apparaît pour la première fois.

Mais elle n'est point admissible lorsque le pédicule est fixé au bord libre du voile du palais, sur l'un des piliers ou l'amygdale.

Dans ces conditions, le polype ne peut se dérober un certain temps; il est obligé de s'accroître au grand jour, mais sans bruit, jusqu'à ce qu'une circonstance fortuite comme une angine, ou bien augmente son volume au point de le rendre gênant, ou bien rende la muqueuse qu'il touche plus sensible aux moindres excitations.

Dès ce moment la seconde période apparaît, période féconde en variétés symptomatiques.

Le plus souvent le malade perçoit un chatouillement à la base de la langue ou sur l'épiglotte, sensation qui détermine par voie réflexe un mouvement de déglutition devenu gênant par sa répétition.

La voix n'est pas modifiée au moins dans les sons émis dans une conversation courante, mais il est fort probable que les modulations légères et douces que rendent les chanteurs souffriraient de la présence du papilome. D'ailleurs, ici, le problème est complexe, et il serait difficile de faire la part du polype et celle de l'inflammation catarrhale du pharynx qui coïncide fréquemment avec lui.

Chez les malades très sensibles, très irritables, la sensation qu'ils éprouvent les impressionne vivement et les rend malheureux.

Le malade qui fait l'objet de notre observation II fut, dit-il, malade de peur toute la semaine ; il est très probable que le chatouillement de la gorge par la tumeur a déterminé chez lui un léger spasme laryngo-pharyngé, expliquant ainsi cette constriction, cet étranglement qui l'a si fort ému.

La tumeur n'était ni volumineuse, ni autrement placée que chez les autres, mais elle survenait chez un homme très nerveux qui a réagi plus énergiquement que ne l'aurait fait un homme placide.

Chez un malade de 19 ans que Herzfelder a observé, une telle tumeur du voile du palais donnait lieu, quand il était couché, à des crises hystériques, épileptoïdes, qui disparurent après l'extirpation de la tumeur.

Le cinquième malade est pris de toux depuis une semaine environ et la toux cesse lorsqu'il est couché sur le dos, parce que dans cette situation, la tumeur, au lieu de toucher l'épiglotte, est rangée le long de la paroi du pharynx.

La toux est encore signalée dans plusieurs observations, et, comme dans le cas précédent, elle cesse après l'excision du polype. La malade de M. Verneuil présente une toux sèche, fatigante, incessante, qui disparaît après l'ablation du polype.

M. Gueneau de Mussy rappelle que les mouvements de déglutition si fréquents amènent une certaine sécheresse avec ardeur dans l'arrière-gorge, qui fait croire à une angine qui n'existe point.

Chez aucun des malades que nous avons vus, nous n'avons constaté cette complication parce que le polype a été enlevé quelques jours après son apparition ou même était passé inaperçu.

Du reste, plusieurs malades présentaient une angine glanduleuse qui explique les sensations anormales qu'ils pouvaient ressentir.

CHAPITRE IV.

ANATOMIE MACROSCOPIQUE.

Cette espèce de polype se présente sous la forme de tumeur arrondie de grosseur variable, fixée par un pédicule ordinairement assez grêle.

Le pédicule est de forme cylindrique ; sa longueur varie de 1 à 12 millimètres.

Quant à la tumeur proprement dite, sa forme est variable ; elle est tantôt arrondie ou ovalaire, tantôt aplatie comme une lentille avec des saillies secondaires.

La longueur peut être de quelques millimètres seulement et atteindre 10 millimètres et même plus.

Un des polypes que nous a remis M. Poyet présentait les dimensions suivantes : longueur 12 millimètres, largeur 9 millimètres et épaisseur 5 millimètres.

La coloration est blanc rosé lorsqu'on les examine sur place.

L'aspect extérieur ne peut être mieux comparé, croyons-nous, qu'à l'aspect de la muqueuse linguale lorsque les papilles sont un peu hypertrophiées. On constate en effet que la tumeur est formée de papilles assez volumineuses qui résultent de la réunion de plusieurs autres papilles d'un petit volume, hémisphériques ou cylindro-coniques. Il est à remarquer que le pédicule n'a point cet aspect granulé, papillaire de la tumeur ; au contraire, sa surface est unie et ne présente aucune rugosité.

Le point d'insertion des polypes papillomateux se fait le plus souvent sur le bord libre du voile du palais, très souvent dans l'angle rentrant formé par la luette et le pilier antérieur; quelquefois au sommet même de la luette, comme dans la figure représentée dans le *Traité de l'angine glandulaire chronique* de Gueneau de Mussy; rarement le pédicule est fixé sur la face antérieure du voile du palais comme dans une de nos observations, ou sur la face postérieure de celui-ci com me chez une malade opérée par M. Poyet.

Luschka et Sommerbrodt ont vu de ces papillomes sur la face postérieure du pharynx, mais, en tous cas ils sont très rares.

Telle est la forme de beaucoup la plus fréquente des polypes papillomateux du voile du palais.

Nous devons signaler cependant les variétés d'aspect que l'on peut rencontrer. Le pédicule est quelquefois si court qu'il semble ne pas exister; la tumeur papillomateuse perd alors son caractère polypoïde et se présente sous la forme de tumeur verruqueuse plus ou moins étendue, comme on l'observe aux organes génitaux externes. L'observation de M. Nepveu semble se rapporter à cette première variété.

Dans d'autres cas, au contraire, le pédicule prend à lui seul de telles proportions qu'on peut dire qu'il constitue presque toute la tumeur : c'est la deuxième variété que l'on peut rencontrer.

Chez un des malades qu' a bien voulu nous montrer M. Poyet, nous avons constaté de chaque côté de la luette deux longs filaments de 10 à 15 millimètres de long que l'on pourrait comparer à des sangsues minuscules fixées à cet appendice. L'excision fut faite sans difficulté.

On nous objectera peut-être que ce ne sont point là des papillomes constitués, des tumeurs adultes. Sans doute, mais l'examen microscopique nous a révélé la même structure que celle du pédicule des papillomes que nous avons étudiés jusqu'à présent, et, bien plus, nous avons vu à l'extrémité libre de ces petites tumeurs des papilles qui n'étaient point hypertrophiées.

Que celles-ci subissent une poussée dans leur développement, une exagération dans leur dimension, et nous retrouvons le papillome pédiculé ordinaire.

On peut donc, sans présomption, affirmer que c'est là le premier stade des papillomes polypoïdes ; nous en avons la preuve dans l'examen microscopique.

Quant aux tumeurs qui semblent sessiles, elles ne le sont que par comparaison avec d'autres dont le pédicule est très allongé. Ne voyons-nous pas dans les végétations quelquefois si exubérantes des organes génitaux de la femme toutes les variétés, et cependant presque toutes ces végétations, pour ne pas dire toutes, sont pourvues d'un collet, d'un point d'attache rétréci qui n'est autre qu'un pédicule.

EXAMEN MICROSCOPIQUE DE LA TUMEUR.

Nous allons examiner séparément le pédicule et la tumeur proprement dite.

A un faible grossissement, le pédicule est composé de deux parties nettement séparées : la partie centrale et la zone périphérique.

La partie centrale ou dermique est constituée par un tissu cellulaire parsemé d'orifices qui ne sont autres que les lumières des vaisseaux sanguins de la tumeur : leur nombre varie, suivant les cas, de cinq à dix et même plus.

Le tissu conjonctif qui constitue le centre du pédicule est composé, tantôt de fibres conjonctives nombreuses avec peu de substance amorphe granuleuse; tantôt au contraire cette dernière prédomine. Quant aux cellules du tissu conjonctif, elles sont les unes sphériques ou ovalaires, les autres fusiformes; cette dernière forme coïncide généralement avec des fibres conjonctives nombreuses et marque l'état adulte du tissu conjonctif.

Au contraire, les cellules rondes sont plus nombreuses là où les fibres conjonctives sont moins abondantes et où la substance amorphe prédomine; cette disposition indique que la tumeur est en voie d'accroissement et qu'elle n'a pas atteint son entier développement.

Les vaisseaux du pédicule sont composés seulement de deux couches : l'une externe fibro-musculaire, et l'interne ou endothéliale ; nous n'avons jamais pu observer la couche élastique, même sur les plus gros vaisseaux.

Enfin, on trouve en certains points de larges orifices en fente plus ou moins allongée suivant le hasard de la coupe. Ces espaces, tapissés par des cellules dont le noyau fait saillie dans l'intérieur, ne sont autres que des lymphatiques.

Le noyau conjonctif du pédicule ne présente pas une circonférence unie ; il envoie çà et là des prolongements plus ou moins longs qui se bifurquent parfois et qui représentent des papilles de nouvelle formation. On retrouve là, du reste, les mêmes éléments que dans le centre dont elles émanent ; cependant, les cellules rondes y sont beaucoup plus nombreuses que partout ailleurs.

La zone superficielle ou épidermique du pédicule est constituée par des couches stratifiées de cellules, dont les plus profondes sont cubiques ou cylindriques et sont implantées perpendiculairement à la ligne qui limite cette zone ; les couches successives perdent d'autant plus facilement leur forme cubique qu'on les examine en des points plus superficiels ; il faut remarquer, de plus, que la coloration par le carmin est d'autant moins intense que l'on s'éloigne plus de la couche profonde.

Les cellules de la couche moyenne de l'épiderme présentent, en un grand nombre de points, un aspect vésiculaire qui isole mieux et rend plus apparent leur noyau.

La couche la plus externe est composée de cellules plates pourvues d'un noyau atrophié ; elle se colore en jaune par le picro-carmin.

Nous aurons peu de choses à dire de la tumeur proprement dite, car elle présente la même structure que le pédicule avec des particularités semblables.

La partie centrale ou conjonctive du pédicule représente à peu près les deux dixièmes de l'épaisseur totale de celui-ci, le reste étant constitué par la couche épidermique. Dans la tumeur, au contraire, les rapports sont renversés, et la partie conjonctive forme la plus grande partie de l'épaisseur de la tumeur ; la couche épidermique ne présente pas une épaisseur plus grande qu'à la peau, sauf en certains points.

Ces points correspondent aux papilles qui naissent du noyau conjonctif et qui atteignent quelquefois une longueur relativement considérable. Un prolongement cellulaire très petit donne parfois naissance à des papilles presque exclusivement constituées par les couches successives de cellules épidermiques.

Ce qu'il y aussi de particulier à la tumeur, c'est la dilatation anormale des vaisseaux sanguins, comme l'a déjà signalé M. Verneuil; par place, on dirait même que la circulation est lacunaire, tant les vaisseaux sont irréguliers et mal limités.

La tumeur enlevée au malade qui fait le sujet de la cinquième observation présentait dans son centre une large cavité, constituée par la fusion des vaisseaux sanguins.

Les deux tumeurs enlevées par M. Poyet (obs. VI), chez un même malade, déjà affecté d'un polype sarcomateux du larynx, contenaient des filets nerveux.

Néanmoins, la sectien de ces polypes n'a pas été bien douloureuse, mais seulement sensible.

Dans les autres tumeurs, nous n'avons pas recherché la présence des nerfs, sauf dans l'une d'elles, où nous n'avons rien trouvé.

Dans aucune n'existent des glandes; ce qui pourrait donner le change, c'est la présence, au milieu de la couche épidermique, d'une sorte de noyau composé de petites cellules arrondies, noyau qui résulte de la section d'une papille perpendiculairement à son axe.

CHAPITRE V.

DIAGNOSTIC.

Les papillomes pédiculés de l'isthme du gosier pourraient, à un examen rapide, être confondus avec d'autres tumeurs fixées dans la même région.

M. Duplay dit que l'on rencontre quelquefois sur le bord libre du voile du palais et au voisinage de la luette, ou même attachés à cet appendice, de petits polypes muqueux.

« Ceux-ci, dit-il, n'atteignent jamais un gros volume et sont fixés par un pédicule très étroit et souvent fort long, ce qui leur permet de se déplacer facilement et de produire un chatouillement désagréable à l'isthme du gosier, d'où résultent des accès de toux, des envies de vomir. »

Cette description s'appliquerait exactement aux tumeurs qui nous occupent, si l'aspect macroscopique et surtout microscopique était signalé.

La différence, si elle existe, s'applique donc, non aux phénomènes subjectifs, mais aux caractères propres de la tumeur, à l'aspect granuleux, hérissé des papillomes.

Du reste, M. Duplay ne parle pas de l'existence de papillomes dans la région pharyngée, et la description histologique de ces polypes muqueux n'est point faite.

Nous ne ferons que signaler, sans y insister, les cas où la tumeur s'insérait sur la voûte palatine, comme celui qu'a rapporté Clérault (1) à la Société anatomique. Il s'agissait d'une tumeur formée par une enveloppe cutanée recouverte de petits poils et s'insérant par un pédicule de 15 millimètres à la partie postérieure de la voûte palatine.

Le nouveau-né qui en était porteur présentait des signes d'asphyxie qui disparurent après l'ablation de la tumeur.

Cette tumeur polypoïde ne présentait point les caractères de celles que nous étudions, et le diagnostic n'était point embarrassant.

Legroux (1) rapporte un autre exemple de tumeur sphérique atteignant le volume d'une pomme d'apis et qui adhérait au pilier antérieur droit par un pédicule assez large ; il s'agissait d'un kyste dermoïde. Dans ce cas, comme dans le précédent, la tumeur présentait un volume tout à fait anormal pour un papillome pédiculé; d'ailleurs, la surface lisse de celle-là suffit à la distinguer du papillome, dont l'aspect est grenu, irrégulier.

Quant aux tumeurs, quelle que soit leur nature : fibromes, myxomes, adénomes, sarcomes, épithéliomes, etc., qui ne sont point pédiculées, elles sont distinguées des polypes papillomateux par l'absence même du pédicule.

Dans les cas assez rares où ces tumeurs se pédiculi-

(1) Clérault. Bull. Soc. anat., 1874, p. 384.
(2) Legroux. Bull. Soc. anat., 1867, p. 10.

sent, le diagnostic différentiel avec les papillomes est encore facile, car aucune d'elles n'est hérissée de longues papilles et ne ressemble à la muqueuse linguale.

Tel est le diagnostic du papillome pédiculé ordinaire, vulgaire; mais il est des formes plus rares où le papillome peut être sessile.

Tel est le cas présenté par Homolle en 1874 à la Société anatomique : un tuberculeux était arrivé à la dernière période de la phtisie, après avoir présenté à diverses reprises des lésions syphilitiques de la gorge et du voile du palais. Au moment de sa mort, on trouve la voûte et le voile palatins recouverts d'une muqueuse tuméfiée, mamelonée, végétante, d'un rouge vif, comme privée d'épithélium, ayant l'apparence d'une plaie couverte de bourgeons charnus exubérants. Ces lésions se prolongeaient sur le pharynx et la face supérieure du voile du palais. C'étaient des papillomes multiples sessiles.

Terrillon dit avoir vu en 1871, dans le service d'Isambert, des végétations muqueuses en nombre aussi considérable chez un tuberculeux.

Ces papillomes sessiles, dont nous ne dirons qu'un mot, peuvent être confondus avec des productions épithéliomateuses et, de fait, le diagnostic est souvent des plus difficiles; l'étude attentive des antécédents, le mode de développement de la tumeur, l'examen microscopique suffiront, croyons-nous, à élucider cette question si importante pour apprécier le pronostic au point de vue de la récidive.

PRONOSTIC.

Le polype papillomateux du voile du palais dégagé de toute affection concomitante n'est point grave.

Chez quelques personnes il détermine une gêne permanente qui fait croire à la présence d'un corps étranger, provoque des mouvements de déglutition qui, par leur répétition, fatiguent un peu le malade et dessèchent l'arrière-gorge. Là se borne la gravité dans la plupart des cas.

Un de nos malades (obs. II) a présenté vraisemblablement un peu de spasme pharyngo-laryngé qui, du reste, n'a pas eu de suite grave.

Cette complication est d'ailleurs rare.

Les opérations que nécessitent cette tumeur sont des plus bénignes, et la récidive n'a jamais été observée.

TRAITEMENT.

Il n'existe qu'un mode de traitement, c'est l'ablation ou la destruction de la tumeur.

Nous laissons de côté les procédés applicables aux polypes d'autres régions, comme la dessication, le broiement, l'arrachement, l'écrasement linéaire.

Le procédé le plus simple est l'excision du pédicule avec des ciseaux ordinaires, ou encore mieux avec des ciseaux longs et courbes. Le malade tirant sa langue au dehors, qu'il maintient avec sa main gauche recouverte d'un linge, le chirurgien saisit avec une longue pince la tumeur, qu'il attire en bas pour dégager son point d'insertion, puis en pratique la section avec les ciseaux.

Lorsque l'on possède un galvano-cautère, on peut s'en servir avec avantage pour enlever le polype.

On passe l'anse galvano-caustique autour du pédicule que l'on divise très rapidement ; à défaut d'anse on peut se servir d'une simple pointe de galvano-cautère qui suffit pour couper le pédicule ; il faut toujours avoir soin de maintenir la tumeur avec une pince pour éviter qu'elle ne tombe, après la section, dans les voies aériennes.

Le galvano-cautère met à l'abri des petites hémorrhagies que l'on a vu survenir après la section avec les ciseaux ; du reste, cet accident a toujours cédé rapidement à l'application d'un astringent ou du froid.

Si l'on peut prévoir que la tumeur est assez vasculaire ou que le malade est hémophilique, il faut, comme nous l'avons fait chez notre malade, mettre une pince hémostatique tout à fait à l'insertion du pédicule et faire la section au-dessous ; après une ou deux minutes on retire la pince et l'opération est faite sans une goutte de sang, grâce à l'hémostasie préventive.

CHAPITRE VI.

Les observations publiées dans les recueils scientifiques sont peu nombreuses ; nous rapportons toutes celles que nous avons trouvées et qui présentent quelque garantie d'authenticité.

La plus complète est sans contredit celle de M. Verneuil ; c'est ce qui nous engage à la rapporter textuellement malgré sa longueur.

OBSERVATION VIII.

Papillome du voile du palais (Verneuil).

M. Verneuil présente une tumeur du voile du palais. Une jeune fille habituellement bien portante a été prise, il y a quatre ou cinq jours, de symptômes de la grippe qui règne actuellement sous forme épidémique à Paris. Après un peu de courbature et de fièvre, elle a eu une légère angine qui s'est promptement dissipée sous l'influence d'un vomitif, suivi de quelques légers narcotiques. Mais la toux qui avait accompagné les autres symptômes, et ne paraît pas avoir existé antérieurement, persiste avec une ténacité extrême, étant sèche, continue et présentant beaucoup des caractères de cette petite toux nerveuse si fréquente chez certaines femmes.

A l'examen de la gorge on ne voyait aucune rougeur, nulle trace d'inflammation, mais on apercevait une petite tumeur blanchâtre, allongée, pyriforme, à grosse extrémité libre et à pédicule très grêle, ayant environ 3 centimètres de long. Cette tumeur s'insérait par son pédicule sur le bord libre du voile du palais, immédiatement entre la luette et le pilier antérieur. Elle reposait par son extrémité libre sur la base de la langue, non loin de l'épiglotte, et y exerçait sans doute une titillation désagréable, analogue à celle que produit la luette hypertrophiée. Ce doit donc être sa présence qui a déterminé la toux sèche dont il vient d'être parlé. Cette tumeur a été facilement enlevée. Elle présente tout à fait l'aspect d'une glande en grappe. Elle est composée d'une grande quantité d'éminences, visibles à l'œil nu pour la plupart et qui ont un volume variable de 1|8 à 1|3 de millimètres. Elles sont régulièrement arrondies, hémisphériques et sessiles ou légèrement pédiculées, elles s'insèrent sur une partie centrale assez épaisse et qui fait suite au pédicule.

Celui-ci, long de plus de 15 millimètres, n'est point recouvert d'éminences comme la partie inférieure; il est mou, extensible, cylindrique, épais de 2 millimètres, plus étroit à sa partie moyenne qu'à son insertion supérieure et vers le point où il se continue avec la partie renflée.

La muqueuse qui le recouvre est assez colorée; cependant la section a fourni à peine deux ou trois gouttes de sang.

La partie renflée est plus pâle; on en détache facilement par le raclage quelques-unes des saillies précitées. L'examen microscopique révèle sans peine la structure de ces dernières; il s'agit de papilles très hypertrophiées.

Chaque petit lobule visible à l'œil nu est composé de trois à cinq végétations secondaires d'une même papille, car elles ont un pédicule commun. Les divisions sont arrondies, cylindriques, et paraissent composées de deux parties; l'une superficielle constituée par une couche épaisse d'épithélium pavimenteux stratifié.

On pourrait évaluer de douze à vingt-cinq le nombre des couches superposées Ces cellules sont épaisses, larges, polygonales, munies d'un noyau central petit sans nucléole; elles adhèrent fortement les unes aux autres ; elles ont tout à fait les caractères de l'épithélium normal de la bouche. Le centre de la papille est occupé par une substance transparente parsemée de fibres délicates de tissu cellulaire qui se continue avec celui du centre de la tumeur. On y remarque surtout des capillaires très volumineux qui se terminent près de la couche épithéliale en formant des anses variqueuses très élégantes.

Le pédicule, recouvert par la muqueuse épaissie, renferme des vaisseaux et faisceaux du tissu cellulaire. On n'a trouvé ni nerfs, ni glandes.

En résumé, il s'agit d'une hypertrophie papillaire pédiculée.

Observation IX (résumée).

(M. Nepveu. *Bull. de la Soc. anatomique*, 1875.)

X..., étudiant en médecine. Il y a deux ans, chancre infectant, amygdalites fréquentes ; jamais de plaques muqueuses.

Il y a un an environ, il s'aperçut pour la première fois, en examinant sa gorge, que sa luette était modifiée.

Il n'en souffrait pas, il n'a jamais été gêné, enfin, c'est le hasard seul qui l'a mis sur la voie.

La tumeur de la luette était formée par une excroissance étendue de la base à la pointe de l'organe sur son côté droit. La largeur était d'environ 8 à 10 millimètres. Elle offrait une couleur rosée et présentait un aspect verruqueux mameloné spécial. M. Verneuil porta immédiatement le diagnostic d'adénome ; cependant, l'extraction faite, M. Verneuil, examinant la tumeur à loisir, diagnostiqua un papillome.

La tumeur était limitée au côté droit de la luette. M. Verneuil l'enleva avec une pince et des ciseaux courbes.

Elle glissait parfaitement sur les parties sous-jacentes, sur le tissu musculaire de l'organe et deux coups de ciseaux furent suffisants pour en achever l'extirpation complètement. Il s'écoula à peine quelques gouttes de sang pendant cette opération et la cicatrisation fut rapide. La luette un peu étreinte par la cicatrice est un peu moins large qu'à l'état normal, mais cette différence est à peine appréciable. La voix est normale, la déglutition et les fonctions du voile du palais s'exécutent parfaitement ; la cicatrice même est invisible.

La tumeur fut plongée tout aussitôt dans l'acide picrique, puis lans la gomme et l'alcool.

Des coupes fines placées dans le picro-carminate d'ammoniaque et dans le carmin montrèrent aisément sa structure. La couche ѐpithéliale pavimenteuse qui revêt la luette est épaissie et nontre des papilles qui ont trois ou quatre fois la largeur de ette couche ; minces et grêles, elles se touchent cependant de açon à ce que par la pression réciproque leurs sommets réunis ffectent la forme d'une mosaïque régulière ; entre quelquesınes d'entre elles on aperçoit des sphères épithéliales ou globes pidermiques assez nets. Le derme muqueux est complètement ain, peu vasculaire ; on n'y voit aucune glande.

La tumeur est donc un papillome simple, les excroissances ne ont ni ramifiées, ni dentritiques, elles sont simples. C'est une ımeur bénigne comme l'adénome qu'on voit assez rarement au oile du palais.

Observation X.

(Laborie. Société anatomique, avril 1838.)

M. Laborie montre une excroissance de nature syphilitique ıplantée sur l'extrémité de la luette. Cette tumeur offre un pédicule de 5 à 6 lignes supportant une tumeur granulée en forme de chou-fleur du volume d'un petit pois.

Cette excroissance, qui était d'une rougeur très vive, donnait lieu à des accidents de *suffocation* ; elle a été enlevée et le malade a très bien guéri.

Observation XI (Vidal).

M. Vidal montre une tumeur de la luette ayant la plus grande ressemblance avec celle qui a été présentée dans une des séances précédentes par M. Verneuil.

La tumeur qui a été enlevée par M. Vidal a environ 1 cent. 1/2 de longueur. Elle s'était développée à l'extrémité de la luette, mais non tout à fait à l'extrémité libre, car elle était insérée principalement sur le bord gauche. C'était chez un homme de 38 ans qui, depuis dix-huit mois, se plaignait d'ardeur et de sécheresse à la gorge, avec besoin fréquent de faire un mouvement de déglutition, provoqué par un chatouillement désagréable. Il n'a jamais présenté cette petite toux sèche et quinteuse que l'on remarque chez le malade de M. Verneuil. Tous les accidents ont disparu depuis l'ablation de la tumeur.

Observation XII.

(Gueneau de Mussy, *Traité de l'angine glanduleuse.*)

La figure 3 représente la luette allongée et grenue terminée par une tumeur pédiculée en forme de chou-fleur.

M. Robin, qui a examiné la pièce, a constaté les particularités suivantes : la muqueuse est très épaissie, son épithélium a subi un développement considérable, les papilles surtout sont hypertrophiées : elles ont une longueur d'un 1/2 millimètre à 1 millimètre et une épaisseur d'un 1/4 à un 1/2 millimètre, bifurquées ou trifurquées à leur sommet comme le sont normalement les papilles du pharynx ; elles sont rapprochées les unes des autres et un peu cohérentes.

Au-dessous de la muqueuse on trouve des glandules dont les dimensions sont notablement augmentées ; il y a à la fois hypertrophie des glandules et hypertrophie de la membrane muqueuse.

Observation XIII (résumée).

(Lloyd, *Lancet*, 28 mai 1881.)

W. J..., âgée de 70 ans, robuste, me consulte il y a six mois pour un mal de gorge causé par un catarrhe. Il le fit disparaître par un traitement simple, mais il fut suivi trois ou quatre jours après d'une attaque de rhumatisme mono-articulaire.

En examinant la gorge, je trouvai fixé au pilier antérieur droit une tumeur grosse comme une fève, à surface de chou-fleur, de couleur pâle, recouverte d'une muqueuse semblable à celle de la bouche ; elle était pédiculée, facilement mobile et était placée entre la base de la langue et le pharynx ; elle n'était pas sensible à la pression.

Le malade dit qu'il l'avait remarquée, il y a près de huit mois ; il n'avait éprouvé, du reste, ni douleur, ni gêne.

Il ne voulut subir aucune opération parce qu'on lui avait dit que si on coupait la tumeur, l'hémorrhagie pouvait devenir mortelle.

Je revis le malade en mars et je constatai que la tumeur était un peu plus grosse que cinq ou six mois avant.

Elle était maintenant du volume d'une bille à jouer, mais elle n'avait point changé d'aspect.

Je fis l'opération suivante : après l'avoir saisie simplement avec une pince, je la sectionnai avec des ciseaux courbes, tout en ayant soin de lui enlever la muqueuse à la base du pédicule.

L'opération fut à peine douloureuse ; il y eut un peu de sang.

Deux ans après, il n'y avait point de récidive.

Examinée à l'œil nu, la tumeur avait l'aspect caractéristique du papillome ; elle était molle, compressible, ramifiée, et ressemblait beaucoup aux végétations ordinaires de la leucorrhée.

Elle était composée de tissu conjonctif recouvert de papilles hypertrophiées formées par une couche épaisse d'épithélium corné.

Observation XIV.

(Gerhard. *D. Arch. f. Klin. med.*)

At..., âgée de 20 ans, eut en 1869 le hoquet pendant quelques jours avec sensation de corps étranger dans la gorge ; elle perdit même la voix pendant une heure ; cela se répétait chaque jour plus ou moins longtemps lorsque, huit jours après, elle devint complètement aphone.

Le médecin de la famille remarqua alors une tumeur qu'il regarda comme une luette accessoire. Ressemblant à un battant de cloche, cette tumeur avait la forme et la couleur des tumeurs du larynx constituées par des adénomes ; elle avait environ un centimètre de long.

Je l'enlevai à l'aide de ciseaux et j'eus le plaisir d'entendre aussitôt la voix revenir.

Bien que la nature de la tumeur ne soit pas signalée, nous avons tout lieu de croire qu'il s'agit ici de papillome, car au commencement de l'article l'auteur écrit « Les tumeurs polypeuses du pharynx ne sont pas bien rares, car j'en ai rencontré 10 dans ces dernières années. J'ai trouvé quatre fois des papillomes chez des jeunes personnes atteintes de catarrhe chronique. »

BIBLIOGRAPHIE.

LABORIE. — Soc. anatom., avril 1838.

VERNEUIL. — Soc. anatom., 2e série, t. III, 1858.

VIDAL. — Soc. anatom., 2e série. t. III, 1858.

GERHARDT. — D. Arch. f. Klin. med., juillet 1873.

NEPVEU. — Papillome de la luette. Bull. Soc. anatom., p. 533, 1875.

OTT. — Tumeurs du voile du palais. Th. Paris, 1880.

FRŒLICH (Louis). — Weber Tonsillarpolypes med. Geschwulte der weichen Goumens. Gottingen, 1880.

LLOYD. — The Lancet, 28 mai 1881.

MORELL-MACKENZIE. — Traité des maladies du laryux, du pharynx et de la trachée.

Paris. — Typ. A. PARENT, A. DAVY, succr, imp. de la Faculté de médecine
52, rue Madame et rue Corneille, 3

www.ingramcontent.com/pod-product-compliance
Ingram Content Group UK Ltd.
Pitfield, Milton Keynes, MK11 3LW, UK
UKHW012303240726
13966UKWH00004B/1588